AF369614

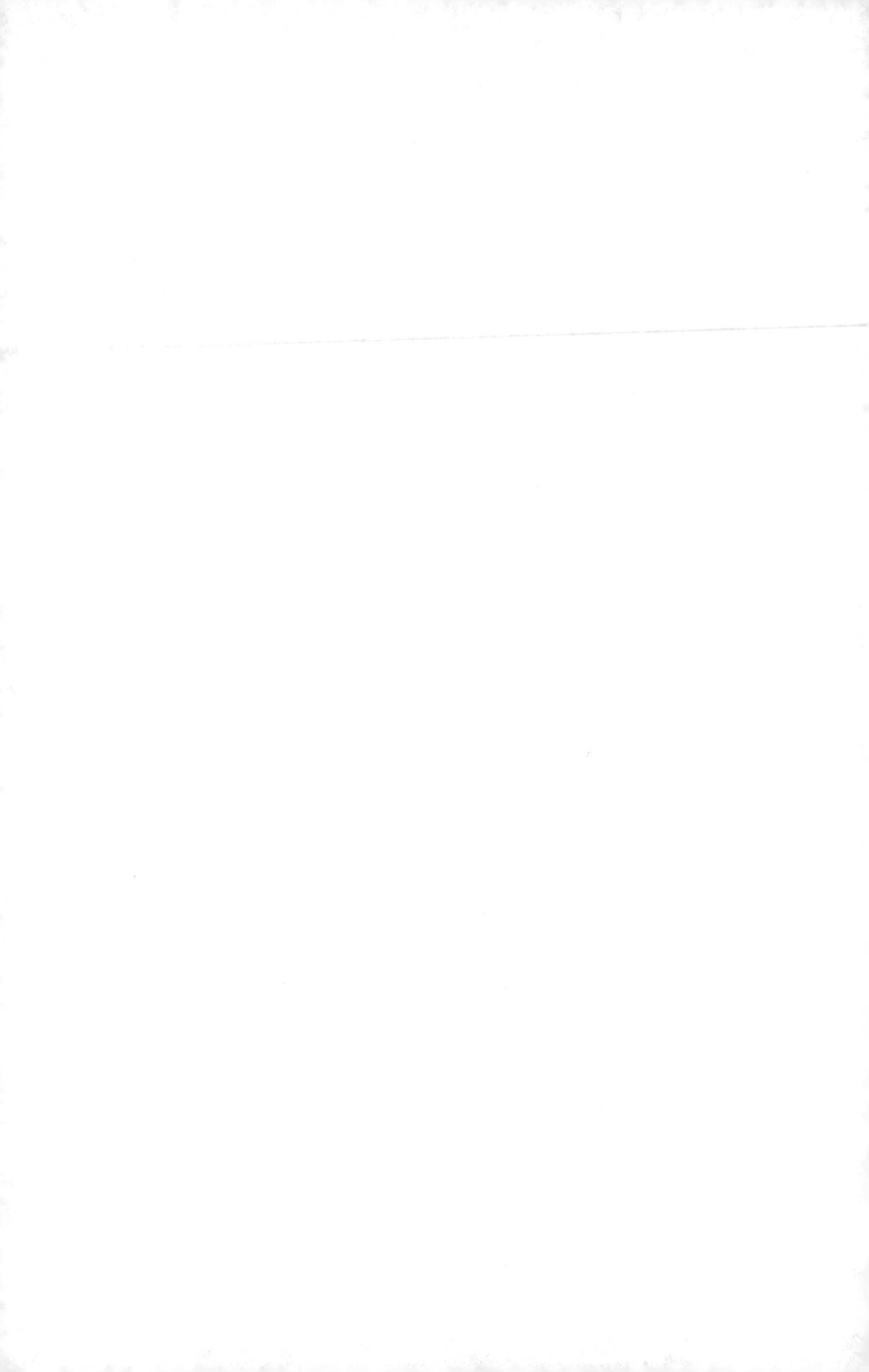

OBSERVATION

D'UN CAS DE FIÈVRE INTERMITTENTE

CHEZ LE CHEVAL,

Par M. **A. BAUDESSON**, Vétérinaire.

—

Séance du 10 Janvier 1851.

—

La fièvre intermittente, cette maladie si commune chez l'homme, n'a pas beaucoup d'exemples dans les annales de médecine vétérinaire. Niée par les uns, adoptée par un petit nombre, elle est presque encore aujourd'hui un sujet de doute pour la plupart des vétérinaires.

Ruini, qui écrivait en Italie vers la fin du XVIe siècle, est le premier auteur qui fasse mention de la fièvre intermittente chez les animaux : il rapporte en quelques mots un cas de fièvre quarte subintrante dans le cheval.

1851

Après lui, deux siècles s'écoulèrent muets sur cette maladie ; puis la question fut reprise par Fromage de Feugrès , dans sa correspondance , t. IV; par Pozzi (Zoviatria del Giov. Milano, 1809, t. III.) Les annales de littérature étrangère , topographie médicale de la Grande-Bretagne, juillet 1810, rapportent, d'après M. Royston, que, dans les environs des marais de Cambridge, les animaux qui sont employés aux travaux de l'agriculture présentent quelquefois des fièvres intermittentes tierces parfaitement caractérisées.

Certains auteurs ont admis, dans leurs écrits , l'existence de la fièvre intermittente chez les animaux ; mais pas un ne semble l'avoir observée. Girard fils, en examinant ce qui avait été écrit avant lui sur les fièvres essentielles des animaux, concluait ainsi (1): 1° que Solleysel, Garsault , Bourgelat et Delabère-Blaine admettaient l'existence des fièvres essentielles dans les animaux domestiques sans les avoir jamais observées eux-mêmes ; 2° que Lafosse et Volpi n'y croient pas ; 3° que Vitet et Aygaleng se sont servis d'ouvrages de médecine humaine pour les décrire ; 4° que les observations mentionnées dans les instructions vétérinaires et celles produites par Grognier ne peuvent servir ces preuves ; 5° que les trois observations de Damoiseau doivent être considérées comme nulles ; elles ont rapport à une inflammation de la muqueuse gastro-intestinale avec ou sans complications.

Nous n'attachons pas plus d'importance aux observations de MM. Rodet et Liégard , aux deux de M. Lautour, qui ne doivent être regardées que comme

____

(1) Recueil périodique.

ayant trait à des fièvres symptomatiques d'affections qui se sont simultanément déclarées.

Jusque là, les vétérinaires étaient donc fondés à croire que la fièvre intermittente n'existait pas chez le cheval ; lorsque, en 1818, M. Clichy, vétérinaire aussi consciencieux que distingué, par un cas bien observé, est venu décider la question en faveur de l'existence de cette maladie. Le type que M. Clichy a observé est le type quotidien. Aussitôt l'apparition de cette observation publiée sous d'aussi bons auspices, les idées changèrent : d'Arboval qui, dans la 1ʳᵉ édition de son dictionnaire, niait l'existence de la fièvre essentielle chez le cheval, se range de l'avis contraire dans la 2ᵉ édition du même ouvrage. Il en fut de même de beaucoup d'autres vétérinaires.

Certaines observations ont été, comme nous venons de le voir, données pour appuyer l'existence de la fièvre intermittente dans les animaux ; nous les avons rejetées et nous avons dit pourquoi. C'est qu'en effet, pour éloigner tout moyen d'erreur dans le diagnostic de ces maladies, il faut s'attacher scrupuleusement à en connaître le caractère, l'essence même. Dans notre esprit, nous divisons les fièvres intermittentes en deux classes : 1° les fièvres intermittentes *primitives, essentielles* ou *idiopathiques* ; 2° les fièvres intermittentes *symptomatiques*.

(En admettant cette division, nous pensons, enseigné par les observations pratiques d'un grand nombre de médecins distingués, que le gonflement de la rate n'est que consécutif à l'apparition de la fièvre. Assurément il doit en être de même chez les animaux ; nous n'avons pu constater ce gonflement

— 4 —

chez le cheval, vu la position anatomique de l'organe qui en est le siége, dans la cavité splanchnique qui le contient.)

Nous avons souvent eu occasion d'observer les fièvres du second genre, particulièrement dans l'entérite du cheval ; mais aussi nous ferons remarquer que, dans ce cas, l'intermittence est toujours irrégulière.

L'observation que nous allons rapporter présente un type de fièvre intermittente mensuelle (1). Le cheval, qui en fait le sujet, est d'un tempérament lymphatico-sanguin, de race normande, de l'âge de six ans, de taille moyenne, sous poil bai-clair, propre au trait léger, appartenant à M. D...., propriétaire cultivateur, demeurant à C....

Le 3 février 1850, visitant ce cheval, je trouve le pouls flasque, à 80 pulsations, les muqueuses pâles, la respiration accélérée, les reins inflexibles, le poil piqué, la facies triste, les membres engorgés ainsi que le fourreau.

L'animal, d'un embonpoint à peu près satisfaisant, était nouvellement acheté, et, d'après quelques renseignements que me fournit son propriétaire, je le crus débilité par un travail forcé. Il semblait avoir été remis en état, comme on dit, pour la vente ; ce que m'indiquait assez la présence d'un séton au poitrail, que l'on a l'habitude, à tort ou à raison, de passer en pareille circonstance. Prescriptions :

(1) Bien qu'on ait écrit, comme Sauvage, dans sa *Nosologie*, qu'il faut bannir du cadre des fièvres intermittentes toutes celles qui n'ont pas au moins deux accès en quinze jours, nous n'en persistons pas moins à classer, dans les fièvres intermittentes, le cas que nous présentons.

électuaire de gentiane, panade excitante, frictions sèches sur toute la surface du corps, promenade au pas, l'animal étant bien couvert. Ses aliments devront être arrosés avec de l'eau légèrement salée.

Le 4 au soir, quelque temps après la promenade, le cheval est abattu, il reste étranger à tout ce qui se passe autour de lui, sa respiration est agitée ; il est pour le propriétaire dans un état inquiétant, qui le décide à venir me chercher.

A mon arrivée, huit heures du soir, je trouve le malade triste, il est au bout de sa longe, l'extrémité inférieure de sa tête repose presque sur la litière ; de temps à autre il se rapproche péniblement de la mangeoire, sur laquelle il prend immédiatement un point d'appui. Les yeux sont à demi fermés, languissants, la conjonctive est à l'état normal, le pouls bat 100 pulsations ; la respiration est fréquente, la colonne vertébrale raide, les extrémités froides. Vers neuf heures, arrive un frisson général plus développé cependant dans les muscles de l'épaule, surtout les olécrâniens, et dans ceux du grasset. Cet état morbide dure environ une heure et demie ; puis, tout à coup, un changement brusque s'opère dans la position du malade, les frissons disparaissent, puis survient une chaleur plus que normale qui se termine par une sueur abondante à la base des oreilles et aux flancs ; bientôt toute la surface du corps devient écumante, le pouls est relevé, l'artère est pleine, roulante sous les doigts, la bouche est sèche, la langue chargée, la soif est ardente ; le malade, qu'on me pardonne l'expression, dévore le liquide qu'on lui présente, il se campe souvent et expulse une urine peu colorée, limpide, que nous

regrettons vivement de ne pas avoir analysée. L'abattement est le même, les mouvements du flanc
sont tumultueux, le souffle respiratoire est bruyant
et simule assez bien le cornage ; l'animal semble
combattre un sommeil qui l'accable, il se balance
à droite et à gauche, ses membres fléchissent malgré
lui à certains intervalles ; enfin, il tombe, tend
l'encolure et paraît se complaire dans cette position.
On le sèche, puis on le recouvre de bonnes couvertures.

Au bout d'une heure, peut-être un peu plus,
l'animal se relève, se secoue et tire sa paille du
ratelier ; mais il mange peu. Le calme se rétablit
peu à peu dans toutes les fonctions, l'inquiétude
cesse, l'œil est brillant, la respiration a repris son
rythme accoutumé, la marche est facile ; bref, la
santé semble être revenue comme par enchantement.

J'avoue que, lorsque j'assistais à toute cette scène
pathologique, j'étais loin d'avoir le même calme que
celui avec lequel j'en trace aujourd'hui l'histoire.

M. D... avait la conviction intime que la maladie
étrange à laquelle son cheval venait d'échapper, avait
été provoquée par l'administration de la gentiane,
aussi ne voulut-il plus continuer cette médication ;
je lui assurai le contraire. Bien que je ne pusse cependant pas découvrir de trace d'une lésion organique quelconque, l'idée que nous venions de voir
se développer toutes les phases bien caractérisées
d'une fièvre essentielle, n'était que bien hypothétique dans mon esprit ; pourtant, je le confesse, j'en
hasardai l'explication à M. D... Les trois stades,
comme nous les avions si distinctement observés,
donnaient à mes paroles un certain air de conviction

sur lequel s'appuya mon client ; je pronostiquai d'avance un nouvel accès dans un temps que je ne pouvais déterminer, et j'insistai auprès de M. D.... pour qu'il me fît appeler quand pareille chose se reproduirait.

Le deuxième jour après cette crise, l'animal était rendu à son travail et à sa nourriture habituelle ; l'exercice fit rapidement disparaître l'engorgement des membres.

Dans les premiers jours de mars, l'animal perdit de son appétit, un trouble particulier se manifesta dans toutes les fonctions de l'économie ; enfin, le 4 au soir, je pus voir se développer un accès de fièvre en tout semblable au premier. Le propriétaire s'en inquiète peu et revient de sa première erreur : la gentiane était étrangère à la maladie de son cheval.

Mon diagnostic se trouva encore confirmé par un autre accès qui se reproduisit le 4 avril suivant, avec les mêmes prodromes. Rien de particulier à noter, cet accès était aussi violent que les deux premiers.

Toujours, pendant l'apyrexie, et nous insistons sur ce point, nous avons vu l'animal dans de bonnes conditions de santé ; huit jours ne s'écoulaient pas sans que nous le visitions au moins une fois ou deux.

A partir de ce moment, l'intermittence changea et les accès furent bien moins intenses ; c'est ainsi qu'ils suivirent cette période : 15 avril, 1er mai, 15 mai.

Pendant le mois de juin et les mois suivants, nous avons vu disparaître la série des symptômes qui annonçaient la pyrexie ; seulement, à des intervalles dont il nous a été impossible de reconnaître la périodicité, nous avons remarqué un léger trouble fébrile sans suite qui se produisait particulièrement lorsque l'animal avait été soumis la veille à une course rapide ou à un travail trop fatiguant ; le repos d'un seul jour ramenait bientôt la santé.

Depuis le mois de septembre jusques aujourd'hui, l'animal a toujours montré les signes évidents d'une bonne santé.

Pendant tout le temps que ce cheval a été soumis à notre observation, aucune substance médicamenteuse ne lui a été administrée, dans cette seule intention de voir comment se terminerait ce cas qui excitait si vivement notre curiosité. M. D.... y consentit de grand cœur ; qu'il accepte ici toute notre reconnaissance, puisqu'il nous a permis d'observer et de suivre un sujet presque encore nouveau pour la plupart des vétérinaires.

Reims, Imp. de P. REGNIER.

www.ingramcontent.com/pod-product-compliance
Lightning Source LLC
LaVergne TN
LVHW010803180726
843502LV00011B/4318